Docteur Paul TRÉLAÜX

Des Paranoïas

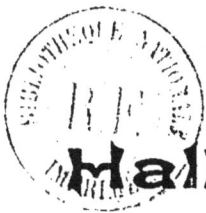

avee

Hallucinations

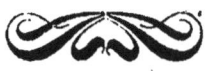

TOULOUSE

IMPRIMERIE SAINT-CYPRIEN

Allées de Garonne. 27

—

1905

Des Paranoïas

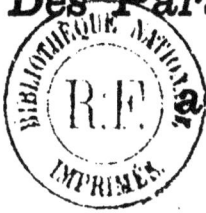

avec Hallucinations

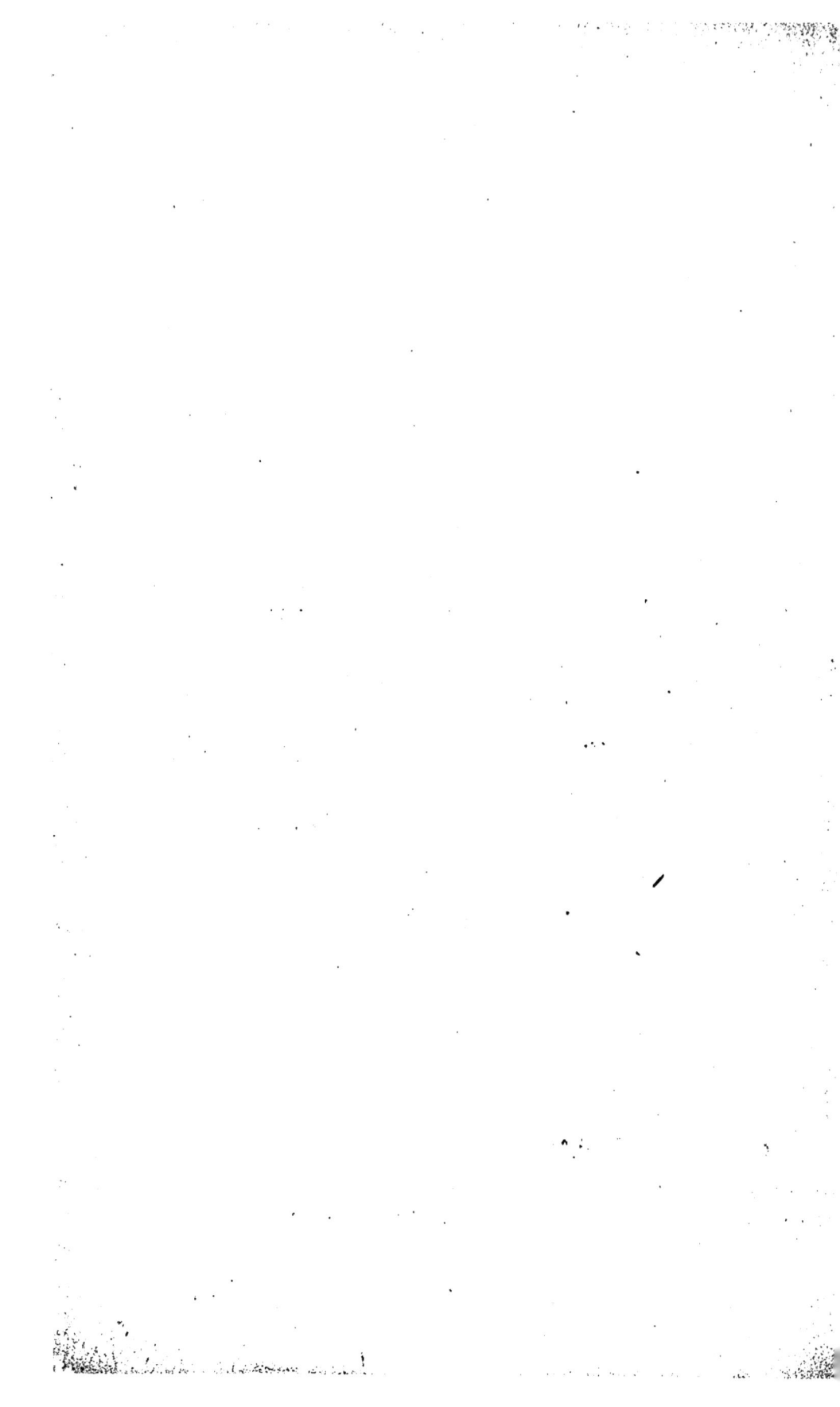

Docteur Paul TRÉLAÜN

Des Paranoïas

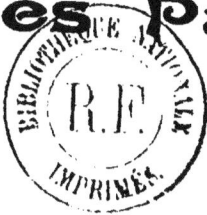

avec

Hallucinations

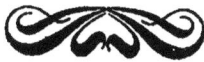

TOULOUSE

IMPRIMERIE SAINT-CYPRIEN

Allées de Garonne, 27

1905

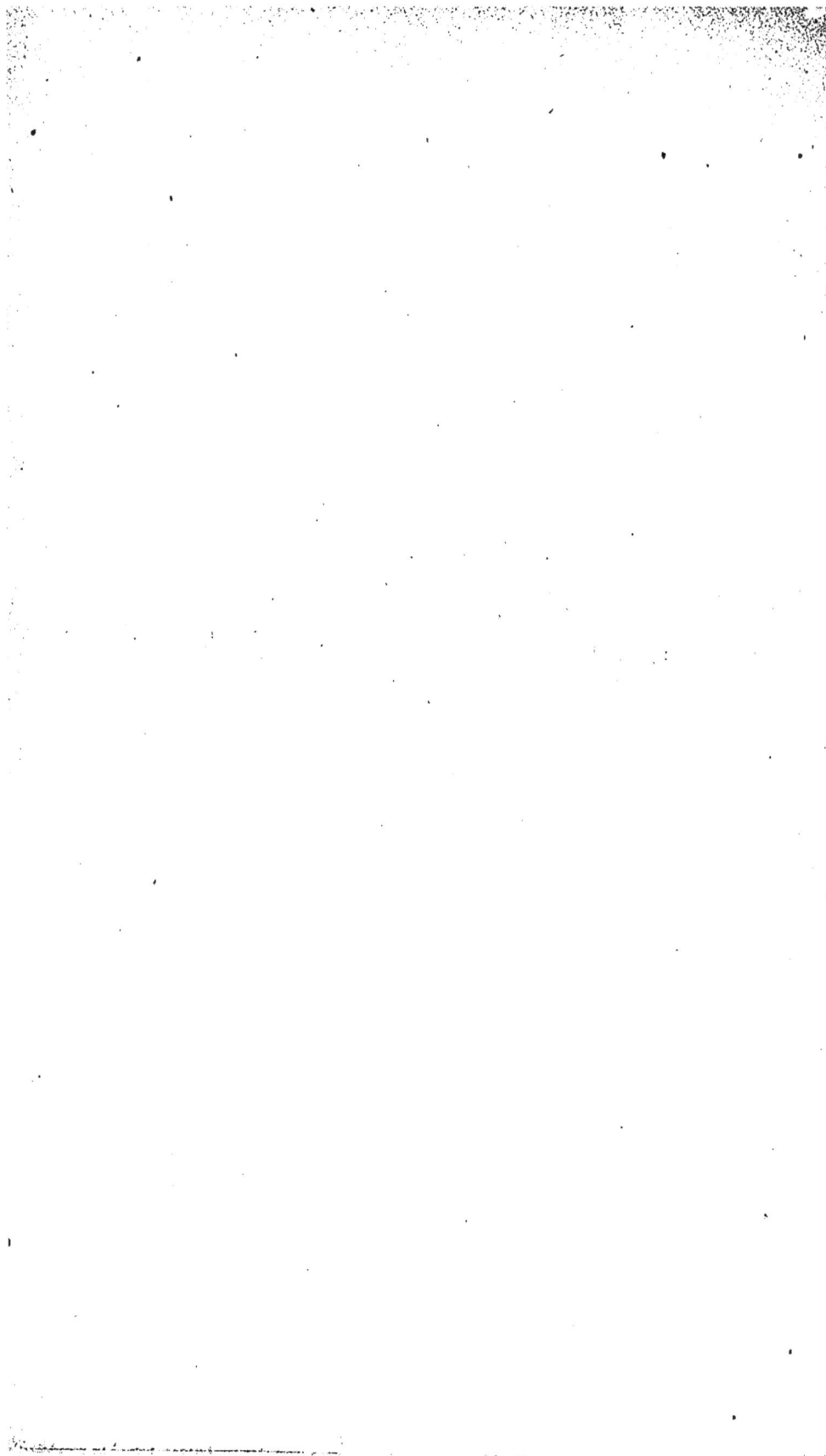

A la Mémoire de ma Tante

———

A mon Oncle, le Docteur TRELAÜN

(Faible témoignage de reconnaissance).

———

A MON ONCLE PAUL LORET

———

A MES PARENTS, A MES AMIS

A MON PRÉSIDENT DE THÈSE

M. le Professeur Rémond

PRÉFACE

Avant d'aborder l'étude de notre thèse, nous tenons à remercier ceux qui nous ont guidé dans le chemin des études médicales.

Nos maîtres des Hôpitaux et de la Faculté nous ont toujours accueilli avec une extrême bienveillance. Nous avons su apprécier leur expérience clinique et leur enseignement.

Nous tenons surtout à remercier M. le professeur agrégé Bardier, non seulement parce que nous avons appris dans ses conférences les notions essentielles de la laryngologie pratique, mais encore parce qu'il nous a toujours largement prodigué les marques d'intérêt.

Nous remercions également M. le professeur agrégé Baylac qui nous a toujours accueilli daus son service avec une extrême bienveillance.

M. le docteur Bonne, médecin-adjoint à l'asile d'aliénés de Braqueville, et M. le docteur Faget, chef de clinique des maladies mentales, nous ont prodigué

leurs conseils éclairés ; nous les en remercions profondément.

Nous devons l'idée première de notre travail à M. le
professeur Rémond. Nous n'oublierons pas la bienveillance avec laquelle il a facilité notre tâche ; nous
ne saurions trop reconaître l'honneur qu'il nous fait
en acceptant la présidence de notre thèse, et nous le
prions d'agréer ici, avec nos sincères remerciements,
la meilleure part de notre reconnaissance.

CHAPITRE PREMIER

Classification.

Les réactions cellulaires sont toujours les mêmes quel que soit le point des centres nerveux que l'on considère. Les distinctions que l'on a cherché à établir entre les diverses cellules, entre autres celle qui consiste à séparer les divers éléments du système nerveux en moteurs et sensitifs, reposent plutôt sur une habitude que sur des différences anatomiques. On peut considérer la cellule nerveuse comme une cellule indifférente. La cellule nerveuse ne crée rien, ne transforme rien ; elle ne fait que recevoir des ébranlements, et transmet intégralement ces ébranlements sans les modifier.

Comme l'a avancé M. Lagriffe dans son ouvrage intitulé : *Pathologie générale de la cellule nerveuse,* « nous ne pensons pas qu'il faille chercher en dehors de l'organisme le pourquoi de la vie psychique, nous ne pensons pas non plus qu'il faille le chercher dans un groupe cellulaire ; il n'y a pas, en un mot, un centre qui rayonne, mais des parties qui convergent, ce qui est bien différent. »

On peut en conclure qu'au point de vue de la pathologie générale comme au point de vue de la physiologie générale, le cerveau et la moelle ont une foule d'analogies.

On classe généralement dans la pathologie généralement de la moelle les maladies en polyomyélites et en leucomyélites ; on peut, par déduction, diviser les maladies du cerveau en polyo-encéphalites et en leuco-encéphalites, maladies de la substance grise et maladies de la substance blanche, maladies du corps du neurone et maladies de ses prolongements.

Il y a aussi des maladies qui s'attaquent d'abord aux prolongements, mais qui peu à peu gagnent le corps du neurone.

D'ailleurs, on voit dans les divers autres organes que la distinction entre les maladies parenchymateuses et les maladies interstitielles n'est pas une distinction absolue, et que les lésions peuvent de parenchymateuses devenir interstitielles et réciproquement.

Aussi peut-on, à côté des poly-encéphalites et des leuco-encéphalites, mettre un troisième groupe caractérisé par les lésions simultanées de la substance grise et de la substance blanche, du corps du neurone et de ses prolongements.

Il peut y avoir insuffisance de la cellule nerveuse sans qu'il y ait changement de structure, et l'on a vu après des jeûnes très prolongés, la cellule nerveuse ne présenter aucun trouble élémentaire de nutrition. On s'explique ainsi que l'on ne trouve pas dans les diverses maladies mentales des altérations cellulaires.

Ce qui caractérise surtout la manie, la mélancolie, les délires aigus, au point de vue des troubles anatomiques, c'est une défectuosité de l'appareil circulatoire.

La terminaison fatale se produisant rarement dans la manie et la mélancolie, on a rarement pu faire l'examen de ces maladies au point de vue histologique. D'ailleurs, il est démontré que la cellule peut souffrir sans que cette souffrance se traduise objectivement par une altération quelconque.

Il n'est donc pas étonnant que l'on ne s'aperçoive pas de ce trouble cellulaire, car il est peu accusé ; on s'explique ainsi la possibilité de la parfaite guérison de ces deux maladies.

Au contraire, dans le délire aigu, la profondeur et la généralisation des altérations cellulaires expliquent facilement l'incurabilité de la maladie.

Dans cette première subdivision, se trouvent donc des maladies traduisant une insuffisance cellulaire passagère ; vient ensuite une autre subdivision traduisant un état tel que la cellule est constamment en imminence d'insuffisance, et présente de l'insuffisance périodique.

Ce sont les folies périodiques et les folies circulaires, folies de névroses constitutionnelles (neurasthénie, hystérie, épilepsie, folie des dégénérés). Enfin, dans une troisième subdivision, l'insuffisance cellulaire est définitive mais partielle, et la raison qui fait que les uns sont des idiots, les autres des imbéciles, les derniers enfin des lacunaires, des incomplets, est due certainement beaucoup moins à la période d'évolution où cette insuffisance s'est déclarée, qui permet aux unes d'être congénitales, aux autres d'être acquises, qu'au nombre des cellules atteintes : ce sont des dégénérés dans toute l'acception du terme.

Dans un deuxième groupe, se trouvent des leuco-encéphalites ou maladies des fibres nerveuses. Il est d'abord de toute évidence que la paranoïa (délire chronique, délire systématisé progressif) est une maladie progressive, en ce sens qu'elle s'installe plus lentement que la manie ou la mélancolie, et qu'elle a une allure, une fixité qui en font une véritable maladie systématisée.

Nous trouvons dans le délire chronique deux ordres de phénomènes : les uns fixes, caractérisant la maladie ; les autres, subjectifs et personnels, variables suivant l'instruction et l'éducation du malade, qui ne peut interpréter qu'avec ce qu'il a dans ses cellules ; aussi retrouve-t-on dans ces cas de délire les traces du milieu social et de l'éducation de l'individu.

Nous n'insisterons pas davantage sur la description des diverses formes de paranoïas, puisque nous aurons à nous en occuper dans la suite.

Après les leuco-encéphalites, vient un troisième groupe : les encéphalites totales. Dans ce groupe, se trouvent la paralysie générale et la démence.

La marche est si rapide dans ces deux affections,

que lorsque l'on porte le diagnostic, les fibres et les cellules sont déjà prises. D'ailleurs, la démence n'est pas une maladie, c'est un aboutissant, et on a pu avec juste raison la comparer à l'asystolie dans les diverses maladies du cœur.

Dans la paralysie générale et dans la démence, on a comme preuves irréfutables les observations d'ana· tomie pathologiques, qui démontrent bien que non seulement la cellule nerveuse est malade, mais encore ses prolongements.

La seule différence qu'il puisse y avoir entre la paralysie générale et la démence sénile est que les lé· sions débutent aussi bien dans le corps du neurone que dans les prolongements, et que le processus y est plus lent parce qu'il est sous l'indépendance de l'artériosclérose.

Voici la classification de M. le professeur Rémond :

I. *Polio-encéphalites (maladies de la cellule cérébrale).*

a). — Traduisant une insuffisance cellulaire passagère.
{ Mélancolie.
Manie.
Délires aigus.

b). — Traduisant un état tel que la cellule est constamment en imminence d'insuffisance et présente de l'insuffisance périodique.
{ Folies périodiques et folies circulaires.
Folies des névrosés constitutionnelles (neurasthénie, hystéro-épilepsie).
Folie des dégénérés.

c). — Ayant déterminé une insuffisance définitive.
$\left\{\begin{array}{l}\text{Incomplets ou dégénérés.}\\\text{Invertis sexuels.}\\\text{Impulsifs obsédés, etc...}\\\text{Imbéciles.}\\\text{Idiots.}\end{array}\right.$

II. *Leuco-encéphalites (maladies des prolongements de la cellule (délire chronique et paranoïas).*

III. *Encéphalite totale.*   *Paralysie générale.*

$\left\{\right.$ Démence. $\left\{\begin{array}{l}\text{Précoce.}\\\text{Sénile.}\\\text{Terminale.}\end{array}\right.$

CHAPITRE II

Historique des Paranoïas.

De tout temps, il a existé parmi les aliénés des malades dont les allures caractéristiques, la physionomie spéciale, ont attiré l'attention des observateurs. Quoique délirants, ils n'en présentent pas moins ce phénomène singulier de l'intégrité plus ou moins apparente des facultés syllogistiques ; ce sont des fous, mais des fous qui peuvent discuter, défendre leurs conceptions délirantes avec adresse. L'attention, la mémoire, la réflexion peuvent paraître intactes. Le point de part de leurs raisonnements est faux ; mais enfin ils raisonnent.

C'est Esquirol qui, le premier, fit entrer la médecine mentale dans cette voie nouvelle. Il donna de nombreuses observations de ces diverses formes cliniques, et les dénomma *monomanies*.

Plus tard, des essais furent faits pour isoler des monomanes et des mélancoliques, des malades présentant un type tout particulier. La plus retentissante est la constitution de la forme décrite par Lasègue sous le nom de *délire de persécution*. Il a détaché un groupe de malades présentant un délire partiel, caractérisé par l'existence d'idées de persécution systématisées. Il s'en est tenu à la période d'état, négligeant ainsi la marche de la maladie ; sans cela il n'aurait pas rangé dans une même espèce pathologique, d'une part, des maladies qui guérissent souvent, d'autre part, des maladies qui ne guérissent jamais. Les persécutés hallucinés qui guérissent rapidement sont, pour la plupart, des héréditaires, des dégénérés, et quelquefois aussi des alcooliques subaigus.

Après lui, Morel, en 1860, décrit le « délire hypocondriaque » et parle des persécutés qui deviennent des ambitieux. S'il n'admettait que des persécutés devenant ambitieux, il s'en trouverait certainement parmi eux beaucoup qui seraient des délirants chroniques.

Dans son mémoire sur le délire des grandeurs, Foville s'approprie quelques-uns des hallucinés persécutés de Lasègue, devenus des hallucinés ambitieux et il les range dans une nouvelle espèce pathologique : la *mégalomanie*; mais nous nous trouvons encore en présence des mêmes difficultés ; nous avons un groupe classique : la *mégalomanie,* qui réunit des sujets bien différents au point de vue, non seulement des caractères mêmes du délire mais aussi du début et de l'évolution de la maladie.

Dans les auteurs allemands, on trouve des vues analogues aux précédentes ; mais une grande con-

fusion règne dans la nomenclature psychiatrique.
Les termes de Wahnsinn et de Verrucktheit ont pour
divers auteurs une signification différente ; on peut
dire cependant qu'ils correspondent à peu près à la
monomanie et aux délires partiels des anciens alié-
nistes français.

Mendel, Werner et Snel ont employé le terme de
paranoïa pour désigner la folie systématique, mais
les dénominations anciennes de Wahnsinn et de Verrucktheit sont encore employées.

Examinons maintenant les opinions des auteurs
contemporains. Schüle distingue les psychoses sur-
venant chez l'individu à développement organo-psychique complet et les psychoses de l'individu à développement organo-psychique défectueux.

Certains délires systématisés (délires de persécution, délires ambitieux), rentrent parmi les psychoses des dégénérés. C'est le délire systématico-origi-
nel des héréditaires (originare Verrucktheit), les autres font partie des psychoses du cerveau invalide.
Citons parmi ces derniers le délire systématisé chronique (chronischer Wahnsinn), qui comprend deux
formes : le délire de persécution et le délire systématisé ambitieux chroniques. L'originare Werruck-
theit ressemble au Wahnsinn chronique par les symp-
tômes, mais en diffère par les signes des dégénérés ;
dans cette forme, le délire de persécution et le délire ambitieux peuvent se précéder l'un l'autre ou
marcher parallèlement.

Sous le nom de Wahnsinn, Krafft-Ebing désigne

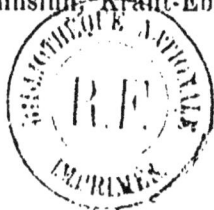

des formes différentes du Wahnsinn de Schüle. Kræpeling admet comme Schüle que la Verrucktheit (délires systématisés) se développe sur « un terrain d'invalidité psychique avec insuffisance de la critique ».

En résumé, les persécutés de Lasègue, les mégalomanes de Foville, les paranoïaques des allemands, ne présentent pas les caractères d'une espèce pathologique à marche et à pronostic constants. La conception du délire chronique à évolution systématique semble éclairer le groupe des délires systématisés et permet d'isoler une espèce distincte. Le caractère du délire étant insuffisant pour servir à la détermination des groupes cliniques homogènes, il faut s'occuper des antécédents, du début et de l'évolution de la maladie, pour dégager des types morbides foncièrement dissemblables.

Avec Lasègue, Falret et Magnan, nous comprendrons sous la dénomination de paranoïa les délires de persécution à évolution systématique. Sous des formes variées, on retrouve dans les anciens écrits l'indication des idées de persécution. Ces idées se sont manifestées de tout temps. On était persécuté autrefois par toutes sortes d'esprits malins, par le diable, par les enchantements, par les sorciers, comme on l'est aujourd'hui par les Jésuites, les Francs-Maçons et les Juifs. Sous des formules différentes, ces idées traduisent toujours le même fond de défiance, d'égoïsme et d'orgueil.

F. Falret divise le délire des persécutions en quatre
périodes :

1° Première période ou d'interprétation délirante,
est caractérisée par une extrême défiance, par des
soupçons envers toutes les personnes qui sont en
rapport avec le malade, par des idées de persécution
encore vagues; le malade croit être l'objet de l'attention et de la malveillance de tous.

2° Deuxième période, caractérisée par l'apparition
de l'hallucination de l'ouïe.

3° Troisième période, marquée par le développement
des troubles de la sensibilité générale.

4° Quatrième période, s'ouvrant par l'apparition
des idées de grandeur.

Magnan a modifié le cadre trop vaste des cas dis-
parates : persécutés chroniques, héréditaires dégénérés, alcooliques, intermittents. Il ne retient que les
cas à systématisation très étroite et à évolution bien
déterminée. Il estime que les idées de persécution ne
représentent qu'une phase de la maladie, et il appli-
que la dénomination de délire chronique à cette maladie, envisagée dans l'ensemble de son évolution. Le
délire chronique présente aussi quatre périodes :

1° La première période *d'incubation* ou *d'inquié-
tude* est caractérisée par un état d'anxiété vague, de
tristesse, de défiance, d'interprétations fausses ;

2° La période de *persécution* est marquée par le
développement des hallucinations ;

3° La troisième période est celle où se développe *le délire des grandeurs,* qui efface graduellement le délire des persécutions ;

4° Enfin, la quatrième période est caractérisée par la dissolution des conceptions délirantes et par la *démence.*

Nous voyons en quoi la conception de Magnan diffère de celle de J. Falret. Pour Falret, le délire de persécution, à travers ses périodes, se précise, se systématise et se complique de plus en plus, mais le malade reste toujours un persécuté, ne tombant pas dans la démence. Pour Magnan, le délire de persécution ne caractérise qu'une seule période de la maladie et non la maladie dans son ensemble.

CHAPITRE III

Description de la Paranoïa.

Première période. — Si l'on remonte jusque dans l'enfance des persécutés systématiques, on retrouve des traits de caractère spéciaux. Dès le collège, ils se font remarquer par une réserve allant jusqu'à la sauvagerie, ils ne jouent pas avec leurs camarades et n'ont pas d'amis, ils se montrent très susceptibles et grincheux. Ce n'est généralement qu'à l'âge adulte qu'apparait la maladie.

Ce n'est d'abord qu'une exagération du caractère normal, et elle passe d'autant mieux inaperçue que les malades ne s'ouvrent à personne. Le malade hésite pendant un assez long temps en face des interprétations qui s'offrent à son esprit, il lutte contre elles, il les repousse d'abord ; mais elles finissent par s'imposer à lui. Ce n'est qu'après une période plus ou moins longue que le malade vient à se plaindre ouvertement du mauvais vouloir qu'il rencontre, des misères qu'on lui fait. Les actes les plus simples lui paraissent dus à des influences hostiles. Il croit qu'il est l'objet de la surveillance et du mépris de tout le monde.

Deuxième période. — Dès le commencement de cette deuxième période, apparaît le caractère qui domine la psychologie du persécuté, c'est-à-dire l'extension exagérée de sa personnalité, cette tendance à se considérer comme un personnage dont tout le monde s'occupe. Le persécuté se montre d'une facilité déplorable sur la valeur des preuves au moyen desquelles il étage ses conceptions délirantes ; il ne tient aucun compte de tout ce qui pourrait être en contradiction avec elles. Considérant comme certaine la malveillance dont il se plaint, le persécuté se méfie de tout le monde, il cache tous ses actes et dissimule ses pensées. La conversation est pleine de sous-entendus, de réticences, qu'il est seul à comprendre.

Au cours de cette deuxième période, les persécutés commencent à se défendre. Les persécutés *passifs* se plaignent aux autorités, ils demandent aide et protection, et s'adressent en haut lieu, soit aux ministres, soit même au Président de la République. Certains s'enferment chez eux et restent plusieurs semaines sans sortir ; d'autres voyagent, et pour se soustraire à leurs ennemis, changent continuellement de résidence ; mais ces divers moyens sont incapables de leur procurer une sécurité complète.

Les persécutés *actifs* sont plus violents. Ils se révoltent et cherchent souvent à se défendre préventi-

vement contre les desseins hostiles qu'ils attribuent
à leurs prétendus ennemis. Les attentats contre les
personnes, si fréquents à la période suivante, ne sont
pas rares à cette époque.

C'est vers la fin de cette période que l'on voit paraître les hallucinations caractéristiques. Nous ne
nous occuperons pas ici des diverses hallucinations,
ni de leur importance, ni de leur fréquence respec-
tive ; nous les traiterons dans un chapitre spécial.

Sous l'influence des hallucinations, les idées délirantes se précisent, se formulent, se systématisent de
plus en plus. Le sujet se bornait d'abord à constater
les sensations pénibles qu'il éprouvait ; maintenant il
formule nettement la croyance à une persécution
organisée contre lui et il en recherche les auteurs.
Cette tendance est d'abord vague : on lui en veut, il
a des ennemis mais il ne les connait pas ; cependant,
à la longue, il accuse des êtres mystérieux, la police,
ou bien les jésuites, les prêtres, les francs-maçons,
les médecins, les juges ; ou bien ils s'en prennent au
télégraphe, au téléphone, au phonographe, à l'électricité, aux microbes. D'autre fois, c'est un personnage réel et connu du malade qui est accusé de tout
le mal. Dès lors, c'est contre lui que va se diriger
son ressentiment ; les menaces et les attentats pour-
suivront partout le prétendu persécuteur, et bien
souvent il paiera de sa vie l'erreur acharnée d'un
malade.

Si un passant crache à côté d'un persécuté, celui-
ci croit que c'est un terme de mépris à son égard, et
il peut frapper le prétendu insulteur. Mais ces actes

sont brusques, subits, et la victime accidentelle court le minimum de risques. Il en est autrement quand le persécuté a personnifié son ennemi ; l'attentat est alors prémédité et réussit complètement dans la plupart des cas ; en résumé, toute personne choisie par un malade pour son persécuteur est toujours en danger de mort.

La systématisation délirante s'accuse encore, à la période d'état, par des modifications dans le langage écrit et parlé. Le malade crée des néologismes qui n'ont de sens que pour lui.

Ce sont les paranoïaques qui écrivent surtout beaucoup, notamment les quérulants (chicaneurs), les érétomanes. Au point de vue graphique, il faut noter comme dignes d'attention les changements de l'écriture, les paraphes et les ornements baroques, le soulignement des mots et des syllabes. Le style peut être irréprochable, pompeux ou bizarre, selon le genre des idées délirantes. Ainsi, Marie fait mention d'un fou qui attribuait une valeur particulière au chiffre 3, et qui en écrivant mettait trois fois chaque lettre. Quant à la teneur, les écrits des paranoïaques ont une très grande valeur, car ils révèlent des idées délirantes soigneusement cachées dans la conversation.

Chez certains malades, les écrits deviennent tout à fait incompréhensibles par l'emploi de mots pris à contre sens, par la transposition des syllabes ou par l'adjonction de syllabes sans signification, ou par le remplacement des caractères d'écriture par des signes hiéroglyphiques et symboliques. On peut alors

noter des créations de mots nouveaux et même la créa-
tion de tout un nouvel idiome.

Vers la fin de la deuxième période, apparaît un
symptôme très intéressant, qui traduit la dissocia-
tion croissante de la personnalité, il s'agit de l'anta-
gonisme des idées délirantes. Ces idées délirantes
sont antagonistes des idées de persécution, à l'égard
desquelles le malade reste complètement passif,
comme il l'est à l'égard des idées de persécution.
Certains malades ont des formules vagues, ils croient
avoir des protecteurs pour résister à leurs ennemis,
mais ils ne peuvent point préciser.

. D'autres vont plus loin et précisent la nature de leurs
protections : c'est la médecine, les amoureux bien-
veillants, les dames de l'aristocratie, c'est ensuite la
protection personnifiée : Jeanne d'Arc, les saints, la
Sainte Vierge, Dieu. Dans certains cas, la défense se
manifeste au moyen des hallucinations de l'ouïe. Un
malade de Falret entend une grande dame qui le
protège depuis longtemps et qu'il connaît en réalité,
lui dire « espère, espère. »

Troisième période. — Idées de grandeur.

On constate presque toujours l'orgueil dans l'état
mental des aliénés. Ils sont déjà orgueilleux, lorsqu'ils pensent que tout le monde s'occupe d'eux pour
les persécuter, ils le sont encore lorsqu'ils parlent de
leurs puissants protecteurs ; mais ils le sont bien
davantage quand ils se parent d'un titre, de qualités,
d'un rang imaginaires. Si on étudie avec attention
les divers malades, on trouve presque chez tous des

idées de grandeur. On pourrait fort bien ne pas les soupçonner au premier abord, cela tient à la dissimulation des malades.

Magnan fait rentrer la période mégalomanique dans la définition même de son délire chronique, et il admet que l'apparition des idées de grandeur est constante chez les délirants chroniques à évolution systématique. A leur apparition, les idées de grandeur apportent au malade un grand soulagement. On admet trois modes d'apparition dans les idées de grandeur.

1° Le mode d'apparition le plus habituel est la transformation logique des idées de persécution. Se croyant persécutés, ils en arrivent à se figurer qu'il y a des raisons pour qu'on les poursuive ainsi ; ils croient être de grands personnages, issus soit de rois, de princes, et qu'on a tout intérêt à se débarasser d'eux.

2° Dans d'autres cas, les idées de grandeur sont consécutives à des hallucinations. Quelquefois ces malades s'entendent répéter : « Tu es prince, tu es millionnaire » ; il y en a cependant beaucoup qui arrivent à se figurer que les voix cherchent à se moquer de lui.

3° Enfin, les idées de grandeur peuvent naître subitement, spontanément, en dehors de toute hallucination, surtout après une lecture.

La physionomie des idées de grandeur est très variable suivant les malades : les unes sont relatives à la vie sociale ; d'autres intéressent la personnalité même du malade ; il est Dieu, Jeanne d'Arc, le Pape, etc... D'autres idées ont encore pour objet la puissance ou la fortune.

Ces différentes idées de grandeur sont tantôt isolees, tantôt réunies chez un même malade ; elles arrivent peu à peu à leur complet développement et n'atteignent pas la perfection du premier coup. Aussi, au début, les voit-on parfois se modifier et s'adapter aux circonstances. C'est ici que le raisonnement logique peut avoir une action manifeste, beaucoup plus que sur la genèse même de l'idée.

Dès qu'elles sont apparues, les idées de grandeur ont une action consolante et pacifiante sur les dispositions du malheureux persécuté ; elles modifient la physionomie et l'attitude des malades, qui sont moins inquiets que dans la période précédente ; ils ont parfois l'air content. Par un sentiment de défiance, le malade au début dissimule ses idées de grandeur, et si on ne les recherche pas avec soin, on est exposé à les méconnaître dans des cas où elles existent très nettement, on n'arrive pas toujours à les dépister, même par une habile interrogation. Le malade a le verbe haut, il a le ton du commandement, il dédaigne de faire les travaux inférieurs ; il ne veut pas voir ses parents, parce qu'il se figure avoir une origine princière. Au bout d'un certain temps, les idées de grandeur finissent par dominer, à ce point que non seulement le malade ne se les dissimule plus, mais qu'il éprouve le besoin de les montrer à tout le monde.

On a voulu établir une sorte d'opposition entre les

hallucinations et les idées de grandeur chez les persécutés; plus les unes seraient développées, plus les autres seraient atténuées. Il peut en être quelquefois ainsi; mais il ne faut pas pas ériger des exceptions en règle générale. Rien n'est plus fréquent que la coexistence d'hallucinations très intenses et d'idées de grandeur très développées.

La troisième période du délire de persécution à évolution systématique se poursuit ainsi, avec son mélange d'idées de persécution et d'idées de grandeur pendant une durée infinie. La complexité du délire va toujours croissant. Le délire ne se renouvelle plus, les mêmes idées reviennent toujours dans les mêmes termes; les hallucinations perdent de leur vivacité. Comme chez tous les aliénés chroniques, la sphère affective est atteinte, le malade devient indifférent pour tout ce qui lui fut cher autrefois; il ne reconnaît ni ses parents ni ses amis.

Le malade entre peu à peu dans la démence. La mémoire s'affaiblit et le niveau intellectuel baisse de plus en plus. On comprend difficilement ce que dit le malade, surtout à cause de l'emploi persistant de néologismes. D'ailleurs, comme le délire systématisé dure très longtemps, de 30 à 60 ans, il arrive fréquemment qu'à la démence due au délire chronique s'ajoute et se mélange de la démence artérielle, de la démence sénile.

À côté de ces formes classiques, il faut encore parler de la paranoïa quœrulens. Cette forme est particulièrement intéressante au point de vue médico-légal. Au lieu de présenter un délire basé sur la

fausse interprétation des actes d'autrui, le malade
part simplement d'une conception erronée de ses
droits. Pour un rien il entame un procès; il le perd et
épuise la série des juridictions. Il interprète mal les
divers articles du Code et se figure que les magistrats
lui sont hostiles et le condamnent, bien que cependant
tous les droits soient de son côté. Après avoir épuisé
toutes les manières de recours, il s'adresse à la
Chambre des députés, au Sénat, aux Ministres et
même au Président de la République. Il épuise ainsi
sa fortune et son activité dans une lutte dont les
échecs successifs et les ennuis occasionnés par les
injures qu'il adresse aux magistrats finissent par le
pousser à se venger, et l'on voit souvent des magistrats payer de vie leur prétendue injustice.

CHAPITRE IV

Des Hallucinations. — Hallucinations de l'Ouïe.

On a donné de nombreuses définitions de l'hallucination. Esquirol l'avait définie ainsi : « Un homme qui a la conviction entière d'une sensation actuellement perçue, alors que nul objet extérieur propre à exciter cette sensation n'est à la portée de ses sens, est dans un état d'hallucination. »

Cette définition peut être remplacée par la suivante : « l'hallucination est une perception sans objet. »

D'autres phénomènes se rapprochent des hallucinations et doivent en être distingués. Ce sont : les paramnésies ; si net que puisse être un souvenir, il reste localisé dans le passé et ne produit pas l'apparence d'un objet extérieur et présent. Dans les interprétations délirantes, les sensations sont perçues normalement, mais interprétées d'une manière erronée. — Les pseudo-hallucinations ne sont que des représentations mentales vives, mais manquant d'extériorité.

Les diverses formes d'hallucinations peuvent avoir un point de départ périphérique ou central. Les hallucinations périphériques ont leur origine dans l'excitation de l'appareil sensoriel ou même en dehors du sujet ; elles sont objectives ou subjectives.

Il est des cas où une impression réelle quelconque échappe à toute investigation et où les hallucinations peuvent être dites centrales. Celles-ci sont en rapport avec des lésions organiques du cerveau ou des troubles dus à des agents infectieux, ou à une nutrition défectueuse. Il est des cas où l'on ne peut invoquer que des causes psychiques.

Pour expliquer les hallucinations au point de vue physiologique, on a émis quatre théories :

1° *Théorie de l'origine périphérique ou sensorielle.* — Les hallucinations partiraient des appareils sensoriaux périphériques et reconnaitraient comme cause première une exécution des expansions terminales des nerfs sensitifs.

2° *Théorie de l'origine intellectuelle.* — L'hallucination s'accomplit indépendamment des sens ; c'est un simple fait d'idéation.

3° *Théorie mixte ou psycho-sensorielle.* — Cette théorie présente de nombreuses différences suivant les auteurs. Les uns admettent l'existence d'hallucinations d'origine périphérique, sensorielle, et d'hallucinations d'origine intellectuelle, centrale. Les autres regardent comme nécessaire à la production de toute hallucination proprement dite la double intervention de l'intelligence et des appareils sensoriels.

. 4° *Théories physiologiques.* — Elles s'appuient toutes sur l'existence de centres sensoriaux où sont déposées les images mnémoniques sensorielles.

Des lésions de l'appareil périphérique peuvent être la cause provocatrice d'hallucinations ; mais dans tous les cas, il faut que le centre correspondant entre en jeu, c'est lui seulement qui peut présenter à la conscience l'image subjective nécessaire.

Même en l'absence de toute lésion, l'hallucination est toujours sous la dépendance d'une modification des éléments corticaux.

Au point de vue *psychologique*, la perception extétérieure est formée de deux groupes d'éléments associés, des sensations et des images mentales. Or, une image mentale est une sensation spontanément renaissante ; on peut donc considérer l'hallucination comme une image cérébrale extériorisée. L'hallucination n'est pas une manifestation isolée dans l'esprit. Elle se montre constamment accompagnée et soutenue par un certain nombre de perceptions externes. Les malades, au moment même où ils sont assaillis par une hallucination, jugent, à l'aide des mêmes sens, les objets réels avec autant de rectitude qu'une personne raisonnable.

Il est donc impossible de formuler une théorie générale et exacte de l'hallucination. Il n'y a qu'une notion définitivement acquise, c'est l'intervention des centres corticaux dans la production de l'hallucination.

Dans les paranoïas, la plus importante, la plus constante des hallucinations est l'hallucination de l'ouïe. En même temps, ou plus souvent encore, à une phase plus avancée, apparaissent des hallucinations de la sensibilité générale et génitale, des hallucinations du goût et de l'odorat.

Les hallucinations de la vue, bien que plus rares que les précédentes, présentent cependant beaucoup plus d'intérêt; aussi les traiterons-nous dans un chapitre spécial.

Les hallucinations de l'ouïe n'atteignent pas d'emblée toute leur intensité. Elles se développent de façon lente et progressive. Tres simples au début, elles ne reproduisent que des sons sans signification précise : bourdonnements, sons de cloche. Plus tard, les malades entendent des mots ou des phrases très courtes. Ce sont en général des insultes ou des mots grossiers (cochon, vache, assassin). C'est en général le bruit d'un wagon, le bruit d'une voiture passant sur un pont qui donnent naissance à ces hallucinations. Mais les voix peuvent se faire entendre aussi dans le silence le plus profond. Elles viennent de toutes les directions; à travers les murailles, le plancher, le plafond; le malade peut les entendre en pleine rue, et alors s'en prendre à un passant inoffensif, qui ne comprendra rien à cette agression subite.

Le plus souvent, ne voyant personne, le malade dit

que ses persécuteurs se cachent; mais quelquefois il peut avoir conscience de son état morbide.

Peu à peu, l'hallucination se développe et se complique; maintenant ce ne sont plus des membres de phrase que le malade entend, ce sont des phrases tout entières, et même parfois des phrases très longues. Les voix peuvent répéter ce qu'il fait au moment précis où elles se font entendre : « Il mange, il boit, il se met au lit. » Le malade prend quelquefois ces voix pour l'*écho de sa pensée.*

Rarement l'hallucination prend un caractère impératif, et détermine de véritables impulsions au meurtre, au suicide. Le malade cherche à s'y soustraire en se bouchant les oreilles. Toutes les modalités de la voix s'observent; elle vient de près ou de loin. Quelquefois c'est une conversation qui s'engage, non pas seulement avec une voix, mais avec, dix douze voix.

Parvenue à ce degré de développement, l'hallucination de l'ouïe est en rapport avec un trouble profond de la personnalité du malade. Mais ce trouble peut s'accentuer davantage et aboutir à un véritable dédoublement. Il arrive, en effet, que ces voix multiples tiennent des langages différents, les unes consolant, les autres menaçant les malades. Parfois alors au lieu d'être perçues par les deux oreilles à la fois, chaque espèce de voix s'adresse à une oreille différente; les bonnes sont entendues d'un côté seulement, les mauvaises de l'autre.

A une phase plus avancée, survient une autre complication désignée sous le nom de : hallucinations verbales psycho-motrices.

Ce sont des paroles intérieures et aphones que le malade localise dans certains organes et dans certaines régions du corps ; elles ont une origine périphérique ou centrale, suivant que les excitations portent sur les organes périphériques ou sur le centre moteur verbal ; elles sont directes ou indirectes, selon que l'excitation agit sur les organes phonateurs ou sur des organes voisins. Souvent elles entraînent, avec le dédoublement de la personnalité, l'idée de possession ; elles sont presque toujours associées à d'autres troubles intellectuels : obsession, impulsion, hallucinations diverses.

William Picket cite un cas de paranoïa dans lequel il a constaté de l'hallucination psycho-motrice et le dédoublement de la personnalité.

Homme de 35 ans disant des mots qu'il se figure ne pas dire, mais être dits par un individu placé derrière lui et faisant des mouvements que, dit-il, l'homme derrière lui exécute avec ses bras, ses lèvres, etc. Picket a étudié en détail l'observation de ce malade et autres cas analogues, ainsi que les théories que l'on a mises en avant pour les expliquer. D'après lui la théorie de l'hallucination psycho-motrice est très plausible, et ces hallucinations ne sont pas aussi rares qu'on l'a supposé : cependant le dédoublement de la personnalité ne les accompagne que très rarement.

Binet Sanglé cite l'exemple du prophète Samuel, qu'il considère comme un paranoïaque avec hallucinations verbales. D'ailleurs, les hallucinations verbales sont habituelles chez les théomanes.

Après les hallucinations auditives et psycho-motrices, les plus importantes chez les persécutés sont celles de la *sensibilité générale*, surtout fréquentes à une phase avancée de la période d'état. Les malades se plaignent, par exemple, qu'on les frappe à distance, qu'on les pince, qu'on les pique : on leur attaque les yeux, les dents, on leur tord les intestins. Ils imaginent toutes sortes de protection ; ils roulent des meubles contre les portes et les fenêtres, ils s'affublent de vêtements bizarres ; ils portent, par exemple, des chaussures de soie et un corset muni d'aimants pour se préserver de l'électricité.

Les hallucinations *génitales* sont encore fréquentes chez les paranoïaques. Elles peuvent aller depuis l'impression la plus vague jusqu'aux sensations du coït le plus complet. Aujourd'hui, rien n'est plus commun que d'entendre les malades, hommes ou femmes, accuser des personnes de leur entourage de se livrer sur eux à toutes sortes d'actes érotiques, et quelquefois aller jusqu'à provoquer l'intervention de la justice par leurs dénonciations calomnieuses. Les hallucinations génitales sont souvent très pénibles aux malades, et pour se protéger contre les tentatives de leurs ennemis, ils imaginent des moyens de défense variés : ils couchent tout habillés, les femmes se tamponnent la vulve ou le vagin. Magnan et Sérieux citent une malade qui se couchait sur le côté, plaçant pour se protéger, tout le bassin dans une marmite.

Les hallucinations de *l'odorat et du goût* sont loin d'être rares ; l'halluciné de l'odorat se dit poursuivi par des odeurs fétides, repoussantes, qu'il peut qualifier : c'est une odeur de soufre, de pourri, de fumier ;

plus rarement l'odeur est de caractère agréable. Ces
odeurs viennent l'impressionner du dehors. Dans
certains cas particuliers, le malade croit au contraire
que cette odeur vient de lui-même, et s'imagine être
devenu un objet d'horreur pour son entourage; son
corps sent le pourri, la chai en décomposition.

Les malades présentant des hallucinations de l'o-
dorat et du goût disent qu'on leur envoie des odeurs
désagréables, nauséabondes, par-dessous les portes,
par-dessus les murs. On met des ordures ou du poi-
son dans leurs aliments; ils s'en aperçoivent à leur
goût détestable. Pour avoir une preuve de ces attentats, ils font analyser leurs aliments. Ils en arrivent
même à refuser tout aliment

Mosso parle d'un persécuté qui présentait une hallucination du goût pour la saveur sucrée; les aliments même les plus insipides étaient pour lui sucrés
à ce point qu'ils lui donnaient des nausées. A l'examen spécial fait de différentes substances sapides, il
percevait comme très sucrée une solution de sucre à
1/100, tandis qu'il existait de l'hypogeusie pour l'a-
mer et surtout pour l'acide et le salé.

Les hallucinations sensorielles, surtout celles de
la vue et de l'ouïe, sont en général *bilatérales*, c'est-
à-dire que les deux moitiés symétriques de l'appareil
sensoriel y prennent part. Mais l'hallucination peut
être aussi *unilatérale* ou *dédoublée*; c'est lorsque la
perception hallucinatoire semble n'intéresser qu'une
des moitiés symétriques du même sens; le sujet ne
voit que par un œil, n'entend que par une oreille.

Les hallucinations unilatérales ont souvent un point

de départ périphérique subjectif. La perception de l'objet imaginaire peut différer de celle des objets réels. Cette dernière conserve, autant que l'état des organes sensoriels le permet, la forme habituelle, c'est-à-dire bilatérale, tandis que la perception hallucinatoire prend la forme unilatérale ; si bien qu'un halluciné de ce genre, sourd d'une oreille, pourra entendre les bruits réels du côté sain et les bruits hallucinatoires du côté où il est sourd.

On peut trouver d'autres cas aussi anormaux que les précédents dans les hallucinations bilatérales antagonistes. Ce sont des hallucinations de caractère opposé suivant le côté affecté. Par exemple, un malade entendra des injures par une oreille, tandis que du côté opposé il entendra des paroles consolantes.

Il peut y avoir aussi des cas plus complexes : des associations hallucinatoires. Il y a association hallucinatoire lorsque plusieurs hallucinations différant d'objet et de localisation sensorielle, ont un lien direct entre elles et, bien que différentes, peuvent s'associer et s'évoquer réciproquement. En voici un exemple : chaque jour, à midi, un malade entend un espèce de coup ; puis il sent du soufre et entend le tintement des cloches.

Les différentes hallucinations qui, d'une part, n'ont pas trait au même objet ont, d'autre part, entre elles plus qu'un rapport de simple coexistence ; elles sont associées entre elles et se présentent toutes à la fois.

Les hallucinations associées peuvent être antagonistes. Cela est surtout fréquent pour les hallucinations verbales. Le caractère des hallucinations verbales associées, c'est que chacune d'elles a trait à des mots ou des phrases différentes.

Les hallucinations peuvent être *combinées*; elles sont alors relatives à un même objet, aux mêmes paroles. C'est surtout dans le domaine des hallucinations verbales combinées que se rencontrent ces combinaisons hallucinatoires. Les hallucinations verbales combinées sont celles dans lesquelles le malade perçoit un même mot ou une même phrase à l'aide de plusieurs images verbales simultanées, revêtant la forme hallucinatoire.

CHAPITRE V

Hallucinations visuelles.

L'hallucination de la vue, d'après Lasègue et J. Falret, ne fait point partie du tableau de la paranoïa. Si on peut la rapporter souvent à une complication (alcoolisme. névroses, etc.), il est des cas où on l'observe en dehors de toute association morbide, et où il faut bien admettre qu'elle est sous la dépendance du délire lui-même. Il y a une chose à constater, c'est qu'elles sont plus rares que les diverses autres hallucinations ; mais elles sont peut-être aussi plus intéressantes.

Comme les hallucinations auditives, les hallucinations visuelles se divisent en périphériques et centrales, conscientes et inconscientes.

Elles peuvent se présenter également sous la forme de perceptions élémentaires, visions de lueurs, de flammes, d'étincelles, de globes lumineux de diverses couleurs, le plus souvent de couleur rouge. D'autres fois, elles se présentent comme hallucinations communes, en rapport avec l'idée d'un objet déterminé : visions de spectres, de démons. Enfin, il y a aussi des hallucinations verbales visuelles; elles sont beaucoup plus rares que les hallucinations verbales auditives, cela tient peut-être à ce que beaucoup d'individus ne savent pas lire. Parfois confuses, les images hallucinatoires peuvent arriver à un état de netteté parfaite. Certains malades voient toujours une seule et même image; d'autres fois, il y a une succession de figures, de tableaux qui se succèdent devant leurs yeux, comme s'ils se trouvaient devant un cinématographe. Les objets qui apparaissent ainsi à l'halluciné semblent tantôt agrandis, tantôt plus petits que nature; quelquefois fixes, d'autres fois très mobiles. Ils varient suivant l'état mental du sujet; tantôt ce sont des visions macabres, des cercueils, des assassins, des têtes de morts, des instruments de supplice; tantôt ce sont des scènes riantes, des apparitions mystiques, des images érotiques.

L'hallucination usuelle se produit, en général, les yeux ouverts; elle peut disparaître par l'occlusion d'un œil ou des deux yeux. D'autres fois, au contraire, elle ne survient que quand les deux yeux sont fermés. Beaucoup de malades n'en ont que dans l'obscurité et la nuit. De même que les hallucinations auditives ne sont pas rares chez les malades atteints de surdidité, de même les hallucinations visuelles peuvent fort bien se produire chez les aveugles.

Quelquefois l'hallucination visuelle est interceptée par l'interposition d'un corps opaque, ou bien c'est elle qui fait écran aux objets situés derrière elle.

On a cité des faits dans lesquels l'image visuelle se dédoublait par la pression du doigt sur le globe oculaire.

En général, les malades ne sont pas dupes de leurs visions; ils les apprécient comme des phénomènes morbides, au moins dans les premiers temps A la longue, cette juste appréciation finit par disparaître, mais le malade ne prend jamais au sérieux ses hallucinations de la vue. Un paranoïaque de J. Falret voit souvent la nuit le « microbe » de sa persécutrice, « la prussienne Augusta ». L'hallucination est très nette; le malade décrit le visage blanc de son ennemie, ses cheveux noirs. Et tandis que les voix qu'il perçoit l'irritent profondément, il parle de sa vision, en souriant, comme d'une chose plaisante.

Bleuler désigne sous le nom d'hallucinations extra-campines les hallucinations qui sont situées par le malade en dehors du champ sensoriel. Exemple : un paranoïaque voit des gens dans le jardin, tandis que couché dans son lit il ne peut voir le jardin ; un autre voit sur sa peau les souris qui sont dans les murs. Bleuler n'a observé de telles hallucinations que pour la vue et le toucher. Il démontre qu'elles sont possibles pour les autres sens. Les hallucinations extra-campines peuvent se retrouver dans le rêve.

Chez trois malades qu'il considère comme atteints de paranoïa chronique et dont l'histoire est d'ailleurs complexe, Krause a observé des hallucinations de la vue d'un genre particulier : ces malades, croyant

voir les objets se mouvoir et vaciller devant leurs
yeux, se rendaient compte jusqu'à un certain
point que c'était là une illusion ; ce symptôme paraît
d'ailleurs avoir été transitoire et isolé. Se deman-
dant quelle est la nature de ce phénomène, l'auteur
admet l'origine purement psychique des hallucinations communes ; mais les hallucinations spéciales en
question ici paraissent être dues à un processus morbide portant sur le sens musculaire des mouvements
de l'œil, les voies et centres des perceptions opti-
ques eux-mêmes restant intacts ; un des malades
prétendait même percevoir les mouvements de son
œil, et cela d'une façon pénible. L'auteur rapproche
ces faits des résultats obtenus par Hitzig par l'élec-
trisation des muscles de l'œil ; les mouvements pro-
voqués y étaient accompagnés de vertige et d'une
sensation de déplacement des objets dans le sens des
mouvements de l'œil de l'anode vers la catode.
Krause cite en passant un cas de macropsie ne portant que sur des objets éloignés ; c'est un symptôme
de spasme de l'accommodation ; les hallucinations des
malades précédents auraient une origine analogue.

CHAPITRE VI

Observations Personnelles.

OBSERVATION PREMIÈRE

Urbain-Anatole P..., 65 ans, entré le 24 avril 1882.

Janvier 1888. Le malade est atteint de délire des persécutions avec hallucinations de l'ouïe. Il entend ses compagnons d'infortune l'accuser d'être ici dans une maison publique, d'avoir violé une jeune fille; il entend sans cesse des propos diffamatoires venir de la bouche de ses voisins, et alors il a des accès de colère violents et en viendrait aux voies de faits s'il n'était pas surveillé.

Janvier 1889. Délire des persécutions très intense: se plaint sans cesse de tout le monde, accuse l'administration, le personnel de l'asile, les autorités, de lui en vouloir et de ne tenir aucun compte de ses réclamations. Il s'étend avec une prolixité extrême sur les injustices dont il aurait été victime de la part de

tous; demande à être réintégré dans l'asile de Mont-
pellier. Dans les crises d'excitations, il crie, vocifère
pendant des heures entières. C'est, en somme, un
malade très difficile à surveiller, surtout quand il est
plus obsédé que de coutume par les hallucinations de
l'ouïe.

Interprétations délirantes. Atteint d'hémorroïdes,
ce malade prétend que cette affection n'a rien de na-
turel et que ce sont des malades qui, allant aux ca-
binets d'aisance, lui font passer dans l'anus les maladies qu'ils ont dans cette partie du corps.

Mai 1890. Il présente en ce moment une recrudes-
cence des persécutions avec prédominance d'idées
érotiques très accentuées et des troubles profonds de
la sensibilité génésique. Les hallucinations de la vue
et de l'ouïe ont considérablement augmenté.

Le malade en traitement à l'infirmerie pour une
carie du grand trochanter se plaint d'être l'objet de
manœuvres de la part des sœurs pour le contraindre
à coïter avec elles. Il dit qu'il suffit du simple passage
de la sœur pour le faire éjaculer deux fois en une mi-
nute; il ajoute que depuis qu'il a changé de quartier
elle lui fait sentir son influence à distance et qu'il est
obligé de tordre sa verge pour empêcher son sperme
de couler. Il prétend que les infirmières lui envoient
des baisers pour l'exciter à la péderastie; aussi ré-
clame-t-il constamment d'être placé dans une autre
cellule.

1905. Hallucinations visuelles mêlées à d'autres de
la sensibilité générale et de l'ouïe pour former un
ensemble complexe.

OBSERVATION II

M... (Auguste), cultivateur, 37 ans, entré à l'asile le 13 octobre 1902.

Certificat de 24 heures : Est atteint de délire de persécution basé sur des hallucinations visuelles et auditives, et de troubles subjectifs de la sensibilité générale. Les facultés intellectuelles sont encore bien conservées.

Certificat de quinzaine : Est atteint de délire de persécution avec surdité, hallucinations de la vue, de l'ouïe, interprétations fausses et réactions violentes.

Bulletin médical. Il a eu de nombreux accès pendant lesquels il proférait des menaces contre toutes les personnes qui l'entouraient. Il a été atteint d'une inflammation catarrhale des deux oreilles, qui a déterminé une surdité presque complète. La maladie a débuté au moment de la maladie des oreilles, il y a quatre ou cinq ans. Il a eu des hallucinations fréquentes, des idées de persécution continuelle ; il a une tendance à tuer ses voisins et plusieurs personnes par lesquelles il se croit persécuté. Il a assommé son médecin croyant que celui-ci le persécutait. La marche de la maladie a été intermittente.

Note médicale. M... est atteint de délire des persécutions, caractérisé par des conceptions délirantes, nées d'idées de sorcellerie et de spiritisme, par des *hallucinations visuelles* et auditives et des troubles de la sensibilité générale.

1905. — Les hallucinations sont très fréquentes, coïncident avec des hallucinations auditives, surtout pendant les périodes d'agitation ; mais dans les périodes de calme, elles alternent avec ces dernières et se présentent le plus souvent isolées.

OBSERVATION III

Guillaume (Urbain-Eugène), 26 ans, cultivateur, entré le 21 juillet 1896 à Braqueville.

Certificat d'admission, 15 juillet 1896. Délire des persécutions. Le malade se croit poursuivi, persécuté, cuirassé, décuirassé par moments, comme il dit, par quatre parisiens dont il cite les noms. Il croit les entendre et les voir ; parfois ces hallucinations de la vue et de l'ouïe lui ont suscité des actes de démence qui réclament l'intervention administrative. Les actes de violence qu'il vient de renouveler en allant à quatre heures du matin briser les carreaux des appartements de la directrice de l'école, ne seront certainement pas les derniers. N'arrivera-t-il pas à personnifier les êtres imaginaires qui le persécutent? Considérant que les actes commis sont un signe manifeste de démence, que l'isolement est très souvent salutaire à ce genre de malades, qu'un traitement ne peut être établi que par la force, nous concluons à l'internement immédiat.

Certificat de 24 heures, 22 juillet 1896. Paraît atteint du délire de persécution. Les hallucinations sont nombreuses. Le malade entend deux parisiens commander des manœuvres qui l'influencent d'une manière douloureuse. Les mêmes personnes le contredisent, lui font jouer la comédie, lui lancent de mauvaises odeurs, lui donnent de mauvais goûts. On devine sa pensée.

Il existe, en outre, des hallucinations de la vue : voit deux jeunes femmes se promener en silence autour de sa chambre. Le délire est très actif. Il offre des caractères qui rendent P... très dangereux pour la sûreté des personnes et nécessitent son maintien dans un asile.

Certificat de quinzaine. — 4 août 1896.

Délire des persécutions. Ce malade est constamment halluciné. Il entend des personnes dont il donne les noms lui tenir des propos injurieux. Ces mêmes personnes lui compriment la tête pour le priver de sommeil ou le ventre pour l'empêcher de se nourrir. P... est très dangereux pour la sûreté des personnes et doit être maintenu.

Bulletin médical. — 1896. Idées délirantes de persécutions et hallucinations multiples. Troubles de la sensibilité générale.

1897. Idées délirantes. Alternatives de calme et d'excitation. Troubles bien accusés de la sensibilité générale.

1898. Toujours halluciné Troubles de la sensibilité générale. Porté aux actes violents.

1899. Toujours les mêmes idées délirantes et interprétations fausses.

1900. Même état mental. Se montre menaçant.

1901. Délire des persécutions très actif. Se plaint d'être poursuivi par des scélérats qui lui font subir des tourments dans toutes les parties du corps.

1902. Toujours persécuté et halluciné. Interprète tout ce qu'il entend dans le sens de son délire. Réactions violentes.

1903 Hallucinations toujours aussi actives.

1905. Malade toujours très dangereux à cause de ses hallucinations sensorielles. Doit être fréquemment isolé.

Il a des hallucinations importantes de la vue.

OBSERVATION IV

P... Sébastien Pilade, 36 ans, mouleur statuaire, entré le 13 janvier 1891, à Braqueville.

Certificat de 24 heures, 14 janvier 1901. — Délire des persécutions. L'affection serait due à des chagrins causés par des pertes d'argent. Il se serait livré à la boisson et serait devenu méchant et brutal pour sa femme et son entourage. Il aurait eu des hallucinations de la vue, lui faisant croire que des soldats venaient chez lui pour posséder sa femme, même dans son lit, en sa présence. Enfin, il accuse des personnes de vouloir le faire mourir de faim en le privant de travail. Au moment de son admission, le malade est très calme, il répond d'une façon très cohérente à toutes les questions qui lui sont adressées. Il repousse toutes les allégations contenues dans l'enquête et se défend d'avoir battu sa femme, ou

s'il l'a fait, dit-il, c'est sans en avoir conscience. Il
avoue cependant « qu'au moment où il voulait travailler il se sentait pris, que son cervelet était comme
paralysé, qu'il sentait qu'on lui enlevait toute apti-
tude au travail ». Cet état singulier ne pouvait résul-
ter que de l'action inexplicable de jaloux décidés à
l'empêcher de gagner sa vie. Il ne peut désigner ni
les personnes, ni les moyens d'action employés dans
ce but. Il a été calme pendant la nuit. Sa santé générale est très bonne. En l'état, il y a lieu de mainte-
nir P... en observation.

Certificat de quinzaine, 27 janvier 1891. — Etat
stationnaire. Malade calme et facile à diriger.

Bulletin médical. — Janvier 1891. Facilement surexcité dans sa conversation. Prétend qu'il ne se souvient pas des faits qu'on lui reproche, dit qu'il s'en-
nuie et demande à passer en jugement s'il a fait quel-
que chose de mal.

6 février 1891. — P. a été très surexcité au parloir,
hier disait à sa femme que les médecins s'entendaient
pour le laisser enfermé. Si on croit qu'il a fait du
mal à quelqu'un, qu'on le fasse passer en jugement,
que s'il a vendu quelques meubles, il était libre, at-
tendu qu'ils lui appartenaient.

Lorsqu'il a été parti, sa femme a trouvé qu'il avait
bien raisonné.

Mars. — A chaque visite de sa femme, le malade
est en proie à une surexcitation marquée. Il se plaint
constamment, menace de partir malgré tout ou bien
dit à sa femme que c'était elle qui empêchait de le

laisser sortir afin d'être plus libre pendant qu'on le tient enfermé.

Chaque fois qu'on interroge ce malade, il oppose à tous ce qu'on lui dit les dénégations les plus formelles. Il dit, quand il se voit acculé dans ses derniers retranchements, qu'il ne se souvient de rien.

P... accuse sa femme qui a déjà plusieurs fois demandée sa sortie, de mettre obstacle à sa mise en liberté. Le chef de quartier a signalé à ce malade des colères imaginaires. P... refusa de reconnaître ce qui est affirmé par le gardien.

Avril. — Mêmes mouvements de colère non motivés.

Mai. — Parle très peu, craint toujours de se compromettre dans ses réponses.

Juin. — Assez calme, mais prévenu contre sa femme.

30 Juin 1891. — Sortie d'essai.

Septembre. — P... dans sa famille a été violent, irascible, jaloux et menaçant envers sa femme. On a dû le reconduire à l'asile et s'y montre comme auparavant, halluciné, porté à la violence et réclamant sans cesse.

Octobre. — Accès de colère dus à l'hallucination: P. prétend que sa femme habite l'asile, qu'il l'entend, qu'elle sert de paillasse à tout le personnel de l'asile. Comme autrefois, il nie toujours ce que l'on signale sur son compte.

Janvier 1894. — Même état. Hallucinations avec interprétations délirantes portant toujours sur des sujets de jalousie. Excitation et réclamations fréquentes.

Juillet 1905. — L'état d'amélioration permet de demander une sortie à titre d'essai. Il présente des hallucinations visuelles sûres.

OBSERVATION V

Pierre R..., 42 ans, meunier, interné le 23 novembre 1894. Il a été traité deux jours à l'Hôtel-Dieu ; ce malade avait fait une tentative de suicide en se tirant trois coups de revolver dans la tête.

1895. Le malade est en proie à des idées délirantes multiples entretenues par des hallucinations de l'ouïe, de l'odorat et du goût ; il entend des voix qui l'injurient grossièrement, le traitant de cochon, etc. Il sent des odeurs mauvaises (soufre), trouve à ses aliments un goût spécial. La dépression mentale est manifeste. « Vous le savez aussi bien que moi ; il est donc inutile que je vous fasse connaître mes impressions ; » telles sont les réponses qui reviennent fréquemment. L'écho de la pensée existe manifestement. Il ne peut avoir une idée sans qu'elle soit répétée, dénaturée par des personnes malveillantes ; Il réclame la mort ou la cessation de ses tortures.

1896. Les hallucinations redoublent d'intensité et le malade est devenu menaçant et très dangereux ; au moment où on l'interroge, il entend la personne qui lui cause lui donner les épithètes les plus grossières.

Ensuite viennent les idées délirantes de grandeur. Il veut écrire au Président de la Chambre des Députés, au Président de la République, qui s'occuperont de lui changer son nom contre celui de Dujardin-Beaumetz, espérant qu'avec un nom moins banal que le sien on s'occupera de lui.

1902. Tendance à réagir violemment, on l'isole. En avril, période de calme, mais en juin, il se plaint de différents malades et menace de leur faire un mauvais parti. Il écrit de nombreux placets, tous parfaitement incohérents.

1903. Aucun changement, incohérence absolue, impossibilité de dire deux phrases sur le même sujet.

1905 juillet. Etat stationnaire, il s'emporte parfois sous l'influence de ses hallucinations, crie, menace, injurie, mais ne joint pas le geste à la parole ; parfois même il finit sa phillippique par un sourire. Il présente des hallucinations de la vue.

OBSERVATION VI

B .., (Lucien-Camille), 24 ans, viticulteur, entré le 10 mai 1904 à Braqueville.

Certificat d'admission, 23 avril 1904. — Monomanie des persécutions. Depuis quelques jours, une idée fixe le tourmente sans cesse, il se figure que des voleurs sont cachés dans sa maison et, pendant la nuit, il croit les entendre, les voir, et menace de les tuer à coups fusil. Tantôt il s'échappe de chez lui pour les fuir, tantôt il est en proie à une crise de fureur, compliquée de convulsions externes, qui mettent sa vie en danger par les blessures qu'elles peuvent occasionner. En outre, il se figure qu'on veut l'empoisonner et refuse tout médicament.

Cet état s'aggravant de plus en plus, je déclare qu'en raison des antécédents de famille (son père et son oncle se sont suicidés), et de la nature de son affection, il y a urgence à isoler ce malade.

Certificat de vingt-quatre heures, 11 mai 1904. — Paranoïa caractérisée par des hallucinations de la vue et de l'ouïe, des idées de persécution avec accès d'excitation et réactions dangereuses.

Certificat de quinzaine, 24 mai 1904. — Dégénérescence mentale avec hallucinations sensorielles, idées de persécution et accès d'excitation.

Bulletin médical, juin 1904. — Accès d'excitation. Le malade était grimpé sur un arbre du parc et refusait de descendre.

Juillet. État stationnaire. — Pas de nouvel accès d'agitation. Le malade est un peu confus dans ses réponses. Il avoue cependant des hallucinations de la vue et de l'ouïe. Son délice est bien plus manifeste dans ses écrits: En veut toujours beaucoup à sa mère.

Août. — Pas de changement.

Septembre. — Même état mental.

Juillet 1905. — Même observation. Toujours préoccupé de la politique, de son clocher. Le malade surveille son langage et se méfie. Dans ses lettres, au contraire, son délire est manifeste.

OBSERVATION VII

B... (Pierre), né le 6 août 1866, professeur agrégé
de grammaire. De passage à Toulouse, il est entré
à la clinique des maladies mentales le 18 janvier 1899,
sur un certificat médical de M. le professeur Rémond.
Il présente un état qui nécessite son évacuation à
l'asile public d'aliénés (Paranoïa Persecutoria).

Le malade, atteint depuis longtemps par des idées
de persécution, avait tiré un coup de revolver dans
l'antichambre du recteur pour protester contre ses
ennemis. Idées délirantes de persécution. Hallucinations multiples et troubles de la sensibilité générale ;
quelquefois tendance aux réactions violentes.

Avril 1901. — Il reconnaît avoir été malade : « Je
me croyais persécuté par des visions, des hallucinations, la franc-maçonnerie. J'ai tiré un coup de revolver dans le vestibule du recteur de Toulouse, mais je
ne voulais tuer personne. »

1902. — Délire des persécutions systématisé. Le
malade s'isole, cause peu volontiers, s'occupe à tra-
duire des classiques grecs et latins ; il interprète
dans le sens de son délire tout ce que l'on dit ou fait
autour de lui. Il est prompt à s'emporter et à réagir.

1903. — Mêmes idées de persécution toujours très
actives. Cependant le malade, bien qu'habituellement concentré, replié sur lui-même, a des moments
d'épanchement et cause volontiers littérature. Mais

si on le remet sur son terrain délirant, il redevient sombre et muet.

Octobre. — Fièvre typhoïde.

Le malade a passé après sa dégénérescence une période qui a duré une quinzaine de jours et au cours de laquelle il était complètement normal.

Janvier 1904. — La confusion, interrompue par la fièvre typhoïde, s'est réinstallée progressivement.

Juillet 1905. — Le malade est dans le même état mental qu'avant sa fièvre typhoïde, toujours d'un abord difficile, concentré et déprimé.

Il a des hallucinations psychomotrices et auditives, des hallucinations visuelles plus récentes.

OBSERVATION VIII

Joseph P..., propriétaire, né le 9 août 1863. Entré à l'asile d'aliénés de Braqueville, le 5 septembre 1902. Atteint de paranoïa, caractérisée par des idées de persécution, des hallucinations diverses, du mysticisme et des idées de grandeur. Il parle sans cesse des droits qu'il a à Rome et auxquels il doit faire rendre justice; c'est un malade très excitable, très impulsif et très dangereux. Il a des tendances à l'homicide comme aussi au suicide. En 1897, il a commis à Perpignan un double meurtre.

1903. — Délire des persécutions avec désagrégation des facultés; incohérence absolue. Le malade est incapable de fournir la moindre réponse. Dans un verbiage, on distingue quelques mots visant la politique, ses actes antérieurs. Habituellement calme, il présente quelques accès d'excitation légère et d'ailleurs très courts.

1904. — Aucune modification, il cause mal et parfois s'excite.

1905. Février. — Pas de changement.

1905. Juillet. — Déchéance définitive des facultés intellectuelles ; il présente quelques hallucinations visuelles secondaires.

OBSERVATION IX

Cyprien A..., propriétaire, âgé de 23 ans. Interné le 10 juillet.

Rapport de M. le Professeur Rémond : Le pronostic est malheureusement grave. Les malades ne guérissent pas, et les sujets restent dangereux jusqu'au jour souvent éloigné où la démence vient terminer la scène. Si la capacité d'impulsion disparait, et si, par conséquent, il ne peut être question de sanctions pénales, les précautions administratives s'imposent, et la détention dans un asile est nécessaire.

Août 1903. — Très persécuté et très violent, on est obligé de l'isoler ; il menace les autres malades et le personnel ; il ne cause pas volontiers.

Septembre 1903. — Malade plus calme, mais menaçant, sorti de sa cellule.

Février 1904. — Malade beaucoup plus calme, mais toujours halluciné et persécuté.

Juillet 1905. — Le malade, toujours halluciné, mais plus calme, s'occupe aux travaux de l'établisement, Il présente des hallucinations visuelles secondaires.

OBSERVATION X

Martin A., âgé de 52 ans, coutelier, entré à l'asile le 23 septembre 1895.

Début de la maladie. Six mois environ, d'une façon insidieuse, par un malaise indéfinissable dont il ne saisissait pas la cause. Peu à peu irritable, nerveux, soupçonneux et inquiet, s'isolait se tenait à l'écart et manifestait vis à vis des personnes de son entourage une défiance injustifiée, qui s'est traduite il y a environ un mois par des accusations nettement formulées. Idées de jalousie vis-à-vis de sa femme. Mauvaises affaires. Aurait été sinistré et mal payé par la Compagnie d'assurances, il s'adonnait à la boisson, et avait tenté deux fois de se suicider. Il a présenté des hallucinations de l'ouïe et des interprétations fausses.

Juin 1902. Le diable, les brigands, le tourmentaient tellement qu'il a cherché à se détruire. « Si alors j'avais su que j'étais Dieu, je n'aurai pas tenté de me suicider. On me jalousait par ce que j'étais vaillant et que je gagnais beaucoup d'argent. » Il présente donc du délire de persécution, de la mégalomanie et des hallucinations sensorielles.

Juillet 1905. Il a encore ses idées de grandeur, les hallucinations visuelles paraissent maintenant plus importantes, il raconte qu'il voit le diable.

OBSERVATION XI

C... (Pierre), capitaine d'artillerie, entré le 22 juin 1903.

Délire des persécutions avec des hallucinations de la vue, de l'ouïe, de l'odorat et du goût.

Toujours très halluciné et très persécuté, méfiant et ombrageux, a toujours des idées d'empoisonnement et refuse très souvent de s'alimenter. On le nourrit à la sonde tous les jours ; il a cherché à s'évader et a dit à sa sœur que s'il sort de l'asile il ira se jeter dans la Garonne. Il s'est précipité sur un infirmier et a cherché à l'étrangler.

Février 1904. — Il mange seul le plus souvent, mais goûte les aliments et les boissons en y trempant les doigts. Il crie, tempête, et cherche toujours à s'enfuir.

Juillet 1904. — Les discours du malade sont incohérents. Les actes sont très désordonnés.

Juillet 1905. — Le malade goûte toujours ses boissons et ses aliments, souvent même il prend le verre et l'assiette de son voisin de peur d'être empoisonné. Il refuse ordinairement de répondre, il fait des scènes violentes à la visite et des discours non moins violents pour demander sa sortie et la cessation de ses tortures. Il a des idées de grandeur et se croit plus à hauteur (*sic*) que les plus grands généraux. Il présente des hallucinations diverses, mais surtout des hallucinations de la vue.

OBSERVATION XII

Eugénie M..., couturière, âgée de 47 ans, entrée à l'asile le 1er août 1903, avec un certificat signé de M. le professeur Rémond.

Elle prétend être femme et fille de curé, elle se plaint de tout et de tous. Elle présente une irritabilité extrême.

Avril 1904. — La malade est assez calme; mais ses idées délirantes sont toujours très actives.

Juillet 1904. — Elle se met au pain et à l'eau.

Novembre 1904. — Elle a toujours les mêmes hallucinations de la vue ou de l'ouïe. Elle voit des chiens qui circulent autour d'elle cherchant à la mordre. Elle refuse de manger par crainte d'empoisonnement; elle ne prend que du pain, du lait et des œufs.

Juillet 1905. — La malade est toujours tourmentée par ses hallucinations et ses idées d'empoisonnement; elle est très irritable.

OBSERVATION XIII

Rosalie-Alexandrine L..., passementière, 60 ans, entrée à l'Asile le 5 décembre 1893.

Elle présente un cas de paranoïa ancienne. La mégalomanie est évidente. La malade a vu sa statue à l'exposition universelle de 1889. Elle se figure que M. L... l'a empoisonnée ; des misérables introduits chez elle, durant un sommeil provoqué et par une femme B..., son ennemie, se livraient sur elle à des attentats odieux, dont ils effaçaient ensuite la trace et les conséquences par des drogues qui la faisaient avorter. Si on la faisait avorter si souvent, c'est pour empêcher la naissance d'une sorte de Messie qui devait délivrer et sauver la République française.

Avril 1904. — Elle continue à écrire ses conceptions délirantes. Elle s'est montrée violente à l'égard d'une malade qu'elle soupçonnait de tenir des propos désobligeants sur son compte.

Juillet 1905. — Elle est victime de la bande anonyme qui veut la faire passer pour une mauvaise femme. Une de ses voisines mettait dans sa soupe des drogues pour la faire dormir. Pendant son sommeil, la bande abusait d'elle ; ses règles s'arrêtaient, venaient irrégulièrement. De temps en temps, elle s'excite et crie : au crime, à l'injustice. Elle donne des preuves d'hallucinations visuelles manifestes.

OBSERVATION XIV

Marie V..., 52 ans, brodeuse, entrée à l'asile le 23 avril 1895, atteinte de paranoïa, caractérisée par une dépression morbide très accusée dont la malade a conscience. Elle déclare elle-même qu'elle se sentait incapable de supporter l'existence et voulait se détruire.

Juin 1901. La dépression mentale est toujours profonde ; rien ne peut la distraire de ses sombres préoccupations. On a essayé de la faire travailler au dehors afin de lui donner du mouvement. Après quelques jours, elle demande elle-même à rester dans le quartier.

Juillet 1902. Il existe des idées vagues de persécution. La malade cherche autour d'elle la cause des impressions pénibles qu'elle éprouve. Quoique très docile et laborieuse, elle nécessite une surveillance particulière, en raison de ses idées de suicide.

Mai 1903. Elle cause peu volontiers, toujours très hallucinée ; pousse de temps en temps de grands cris à l'adresse de ses tortureurs.

Juillet 1905. Même état mental. Toujours « les persécuteurs ». Toujours même réaction : cris et plaintes. Elle travaille beaucoup pour se distraire.

OBSERVATION XV

Jeanne D..., 36 ans, sans profession, entra le 12 janvier 1900, avec un certificat de M. le professeur Rémond, portant le diagnostic de Paranoïa, avec hallucinations très intenses de l'ouïe et de la vue. Cette malade croit qu'on lui vole sa pensée et dit que ses crises la forcent à crier et à se livrer à des actes désordonnés.

Avril 1901. Hallucinations persistantes. Elle entend une voix dans son estomac qui parle sa pensée. « Ce matin, elle m'a dit, je viens de faire le polisson. » Elle ne veut pas être au féminin et parle d'habitude le patois. « Elle me fait rire malgré moi. »

Avril 1903. Délire hallucinatoire ; on lui provoque ses pensées ; on la pousse à crier ; elle entend toujours sa voix ; assez calme, elle s'occupe volontiers.

Juillet 1905. Les hallucinations persistent toujours, mais la malade est plus tranquille et travaille régulièrement.

OBSERVATION XVI

Marie-Antoinette P..., 67 ans, entrée à l'asile le 24 juillet 1899, sur un certificat de M. le professeur Rémond, portant le diagnostic de paranoïa avec délire des persécutions. Cette malade est très hallucinée de l'ouïe et de la sensibilité générale. Elle accuse diverses personnes du clergé de la poursuivre partout et de lui rendre l'existence insupportable.

1890. - Délire des persécutions. Hallucinations multiples et interprétation délirante. Cette malade avait été confiée à sa famille après de nombreuses instances ; mais elle n'avait pas tardé à délirer et à se rendre insupportable. On l'a réintégrée et elle se croit toujours en butte aux persécutions des mêmes ennemis imaginaires. Cependant, malgré la persistance des troubles sensoriels et des interprétations délirantes, la malade se montre cependant assez calme et se rend utile à l'intérieur.

1902. — Délire des persécutions toujours très actif avec interprétations fausses et hallucinations sensorielles ; elle se plaint surtout du curé de Saint-Etienne et a une appétence marquée pour le rhum.

1903. — Toujours très persécutée, cette malade qui s'occupe cependant, se répand en récriminations contre tout le monde; elle se plaint des curés, des médecins, du téléphone, etc.

1905. — Toujours même état, avec hallucinations de l'ouïe et de la vue.

OBSERVATION XVII

Marie V., 52 ans, commerçante, entrée à l'asile le 22 septembre 1891, avec le diagnostic de délire chronique avec prédominance d'idées de persécution, hallucinations de l'ouïe et de la vue, et troubles de la sensibilité génésique.

1891. Un individu qu'elle désigne sous le nom de *l'œil bleu*, lui ordonna de se mettre nue devant sa glace; puis la prit sur ses genoux et la viola sans qu'elle ait rien senti; et, depuis, elle aurait une maladie incurable des organes génitaux, maladie pour laquelle elle a toujours réclamé une visite corporelle à tous les médecins, au Procureur de la République, au Commissaire Central. Elle s'est présentée au bureau de ce dernier, menaçant de tirer sur lui un coup de revolver, qu'elle portait chargé de six balles, si on ne la conduisait pas chez le Procureur. La malade fait à son arrivée part de toutes les misères dont *l'œil bleu* est la cause. On a constaté, en outre, de ses idées de persécution, une exagération de la personnalité. Elle rattache ses affaires à l'assassinat de Gouffé, sans vouloir s'expliquer davantage pour le moment; des gens très haut placés s'occupent d'elle, un pour la combattre, l'autre pour la protéger. D'après elle, il y a des machinations dans les envois d'argent qui lui sont faits. Cet argent, c'est *l'œil bleu* qui le lui adresse.

1904. Délire des persécutions avec hallucinations de la vue, de l'ouïe et de la sensibilité générale. Elle se plaint surtout la nuit de persécutions imaginaires, de souffrances et de malaises singulièrement interprétés. Les personnes qui l'approchent sont vues tantôt avec un œil bleu, tantôt avec un œil rouge; ces métaphores l'intriguent et l'irritent.

1905. Etat général mauvais; bronchite chronique. La malade croit reconnaître toutes les personnes qu'elle voit.

OBSERVATION XVIII

Marie F..., âgée de 51 ans, sans profession, internée le 26 juin 1903 sur un certificat médical délivré par M. le professeur Rémond.

Juillet 1903. — Très sombre. Regard méfiant. La malade est très hallucinée et très persécutée. Elle se plaint de ses voisins qui depuis plus de douze ans l'injuriaient et frappaient à sa porte. Elle cause très peu.

1904. — Elle se lève parfois pendant la nuit pour aller frapper des malades à qui elle attribue ses malheurs. Elle est très méfiante, regarde en dessous, et croit toujours à la réalité des mauvais procédés de ses voisines.

Juillet 1905. — La malade est très correcte dans sa tenue, qu'elle surveille avec minutie ; elle affecte même de changer très souvent de robe pour se distinguer des indigentes de son quartier. Elle est toujours très hallucinée, ne peut regarder en face, s'occupe régulièrement ; mais se plaint toujours des méchancetés qu'on lui a faites.

CONCLUSIONS

Le délire systématisé chronique à évolution progressive, tel que nous venons de le décrire, est une affection essentiellement constitutionnelle dont aucune médication ne saurait arrêter la marche envahissante. Moreau avait essayé sans succès un traitement avec du haschich et du datura. Depuis, on s'est adressé vainement à l'hydrothérapie, aux purgatifs, à l'électricité sous toutes ses formes, aux bromures à hautes doses, à la suggestion hypnotique.

La seule chose que l'on puisse faire, c'est d'avoir recours au traitement préventif des accidents qui peuvent survenir, soit pour le malade, soit pour autrui. A ce double point de vue, l'internement à l'asile est une nécessité. A l'asile, il a plus de calme, et la monotonie de la vie que l'on y mène peut exercer sur le malade une influence sédative. Les persécutés laissés libres refusent de se laisser soigner ; tels refusent tout aliment, craignant d'être empoisonnés. Telle aussi cette persécutée à vives hallucinations génitales qui, pour échapper aux atteintes de ses persécuteurs trop entreprenants, ne se couchait plus depuis plusieurs mois, passait ses nuits assise sur le siège de watter-closets; tels, enfin, ces persécutés qui laissent dans leur appartement toutes leurs déjections, ne laissent pénétrer personne, vivant dans la malpropreté la plus infecte.

La séquestration de ces malades est rendue tout à fait urgente par les dangers qu'ils font courir aux autres. Un persécuté est plus dangereux que n'importe quel aliéné ; sous l'influence d'une hallucination ou d'une interprétation fausse, il peut frapper le premier venu, même quelqu'un qu'il n'a jamais vu. Le danger est urgent quand le malade a choisi un persécuteur, et, dans ce cas, l'internement intervient souvent trop tard. Il y a beaucoup d'exemples qui démontrent qu'il ne faut pas attendre une période de la maladie aussi avancée.

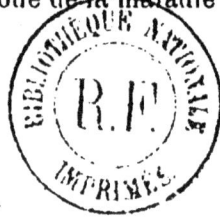

BIBLIOGRAPHIE

RÉMOND. — *Traité des maladies mentales*.

LAGRIFFE. — *Etude générale de la cellule nerveuse*.

SÉGLAS. — *Cliniques*.

BALLET. — *Traité de psychiatrie*.

MAGNAN et SÉRIEUX. — *Le délire chronique*.

Revue neurologique.

Annales médico-psychologiques.

Archives de neurologie.

Revue de psychologie de E. Toulouse.

Bain.

Journal of mental sciences.

KRAFFT-EBING. — *Traité de médecine légale*. Traduction de M. le professeur Rémond.

Neurologisches centralblatt.

Archives fur psychiatria.

Archivio di psychiatria.

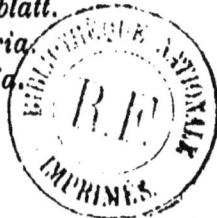

Toulouse. — Imp. Saint-Cyprien, allées de Garonne, 27.

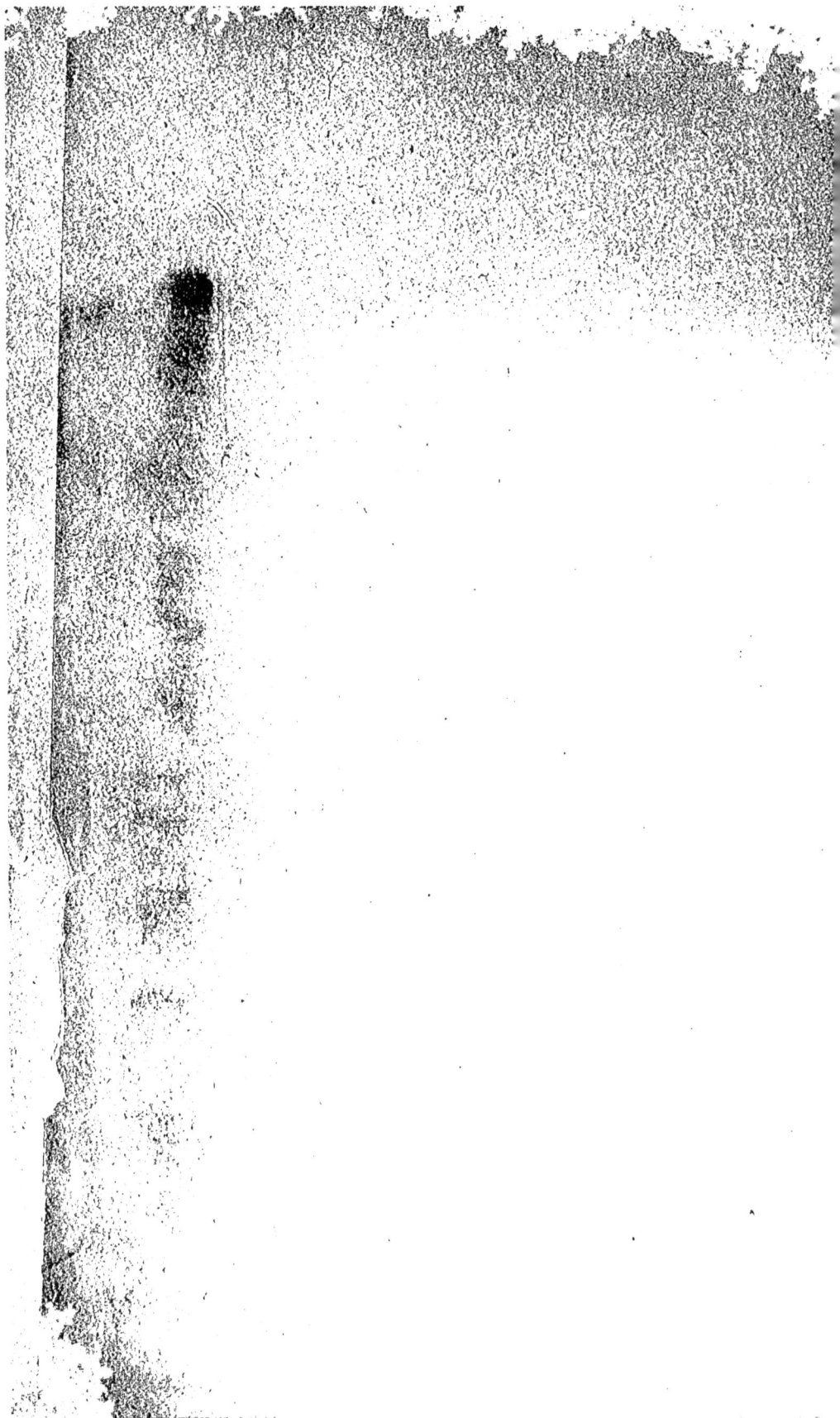

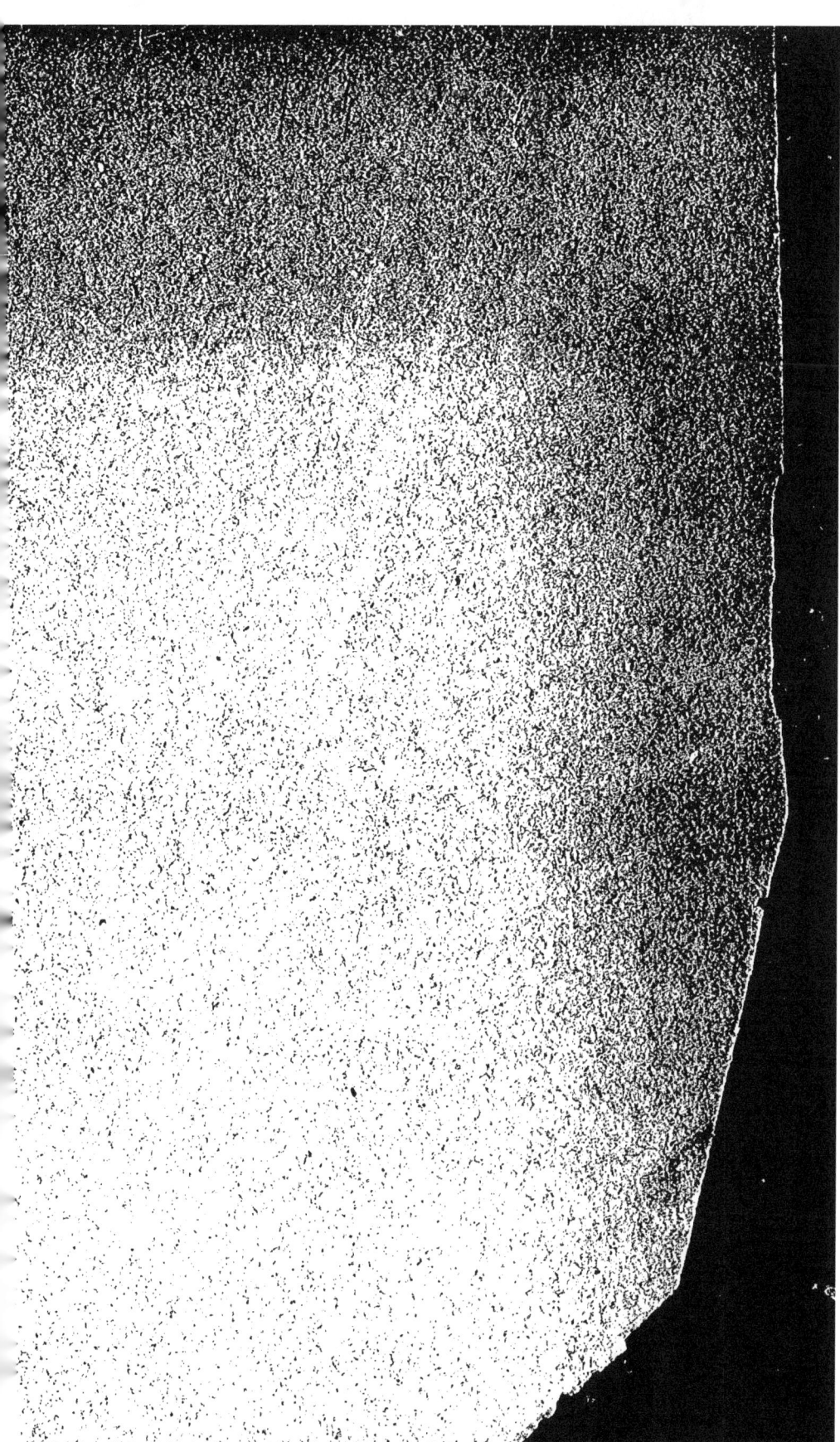

www.ingramcontent.com/pod-product-compliance
Lightning Source LLC
Chambersburg PA
CBHW071251200326
41521CB00009B/1713